¡Es mi bebé! ¿Qué hago?

Una docena de soluciones para las emergencias de un bebé

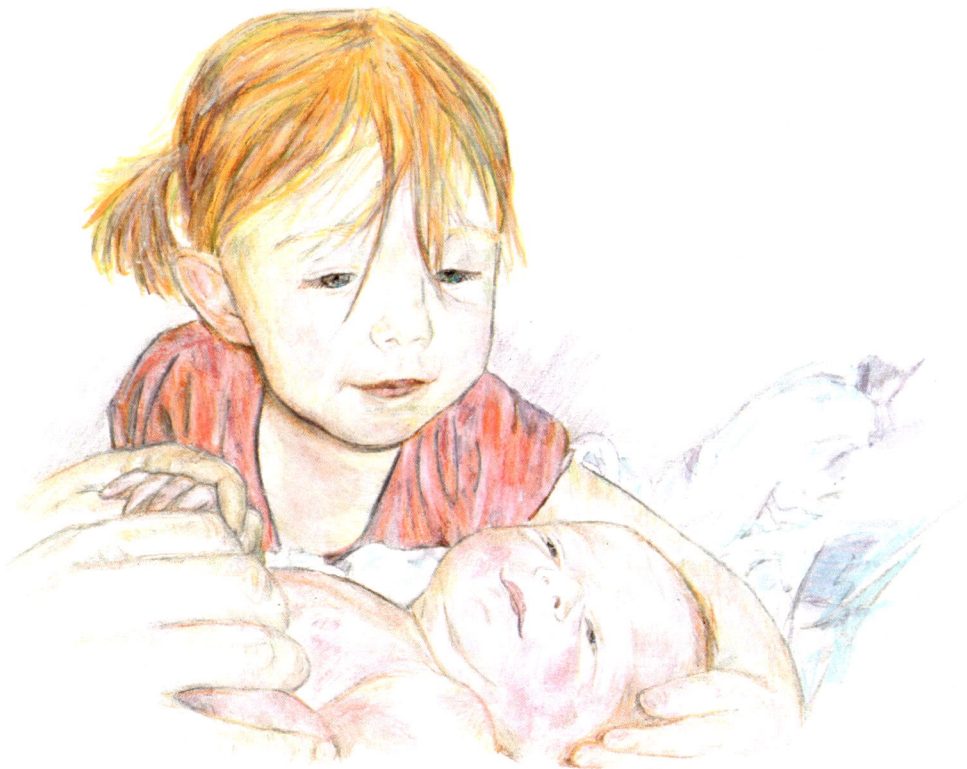

C0-BXA-129

Escrito por Kathleen C. Fink, RN, CEN
Ilustrado por Jane Halko, R.T.
Traducido por Felisa Brea

¡Es mi bebé! ¿Qué hago? Una docena de soluciones para las emergencias de un bebé

Escrito por Kathleen C. Fink, RN, CEN

Ilustrado por Jane Halko, R.T.

Traducido por Felisa Brea

Copyright © 2011

All rights reserved.

ISBN 978-0-9835786-0-4

Contact me at kcfinkrn@gmail.com

Notice of Rights
All rights reserved. No part of this book may be reproduced or transmitted in any form or by any means, electronic, mechanical, photocopying, recording, or otherwise, without prior written permission of the author.

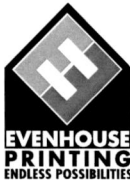

Printed at Evenhouse Printing
Hamburg, New York 14075
www.evenhouseprinting.net

Dedicado a mi madre,
cuyo ejemplo yo seguí,
y a mis hijos,
que siempre serán mis bebés.

-Kate

Reconocimientos

Mi más sincero agradecimiento a Jane Halko, la Técnica de Radiología más talentosa que he conocido, por sus ilustraciones maravillosas. Cuando no discutimos sobre huesos rotos y piedras en el riñón, compartimos nuestro interés y entusiasmo por la música y el arte.

Gracias especiales para Andrea Burge, RPA-C, quien revisó y corrigió la información médica en estas páginas.

Nota especial: Los nombres de los medicamentos son los nombres registrados de las compañías que los producen. Los nombres registrados de medicamentos son a menudo más reconocidos y por eso han sido usados en esta publicación.

" Él ha hecho grandes cosas por mí." – Salmo 126:3

Las Problemas de los Bebés

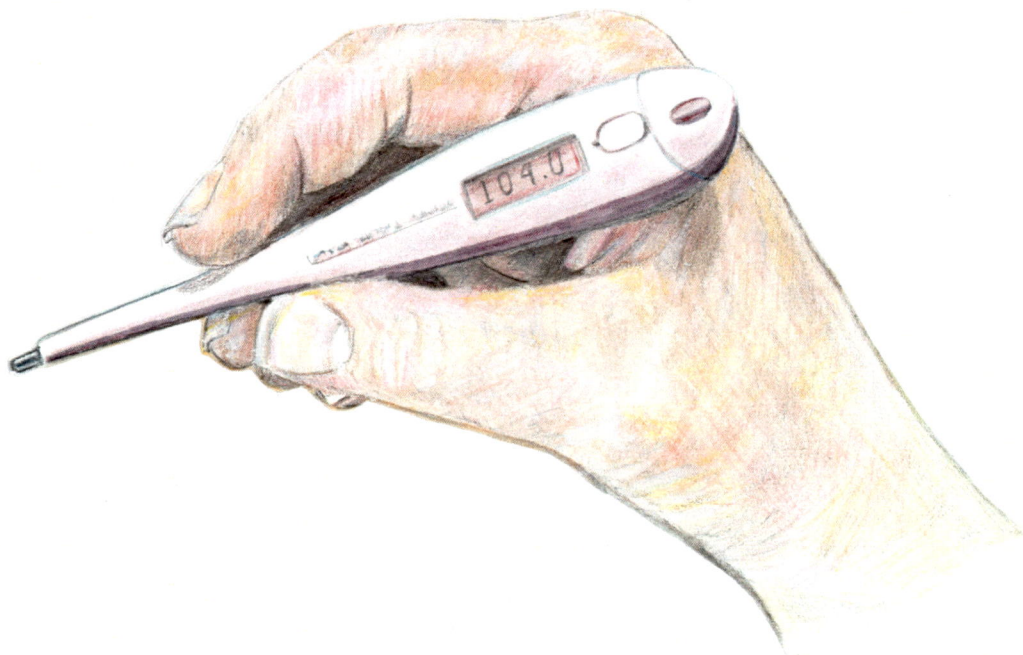

1. ¡El bebé tiene fiebre!

Una fiebre es como el cuerpo "quema" los gérmenes que causan la enfermedad del bebé. La temperatura del bebé puede tomarse en el oído o en la axila con termómetros baratos comprados en la farmacia local. Las fiebres son buenas a menos que suban mucho. Una temperatura se considera fiebre cuando es más de 101°F. Con más de 101°F, los bebés pueden medicarse con acetaminofén o ibuprofén para controlar la fiebre. Una fiebre persistente puede ser tratada con <u>ambos:</u> acetaminofen e ibuprofén, alternándolos cada 4-6 horas hasta que la temperatura vuelva a ser normal, apróximadamente 98.6°F. Los bebés también se pueden bañar en agua templada para que la temperatura baje desde fuera. Llame al médico si le preocupa la enfermedad del bebé.

Nota especial: Los médicos ya no aconsejan el baño de alcohol para el bebé.

Mire la tabla de dosis de medicamentos al final de este libro como guía de la cantidad adecuada de medicina para su bebé.

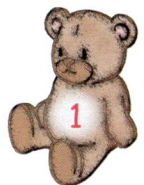

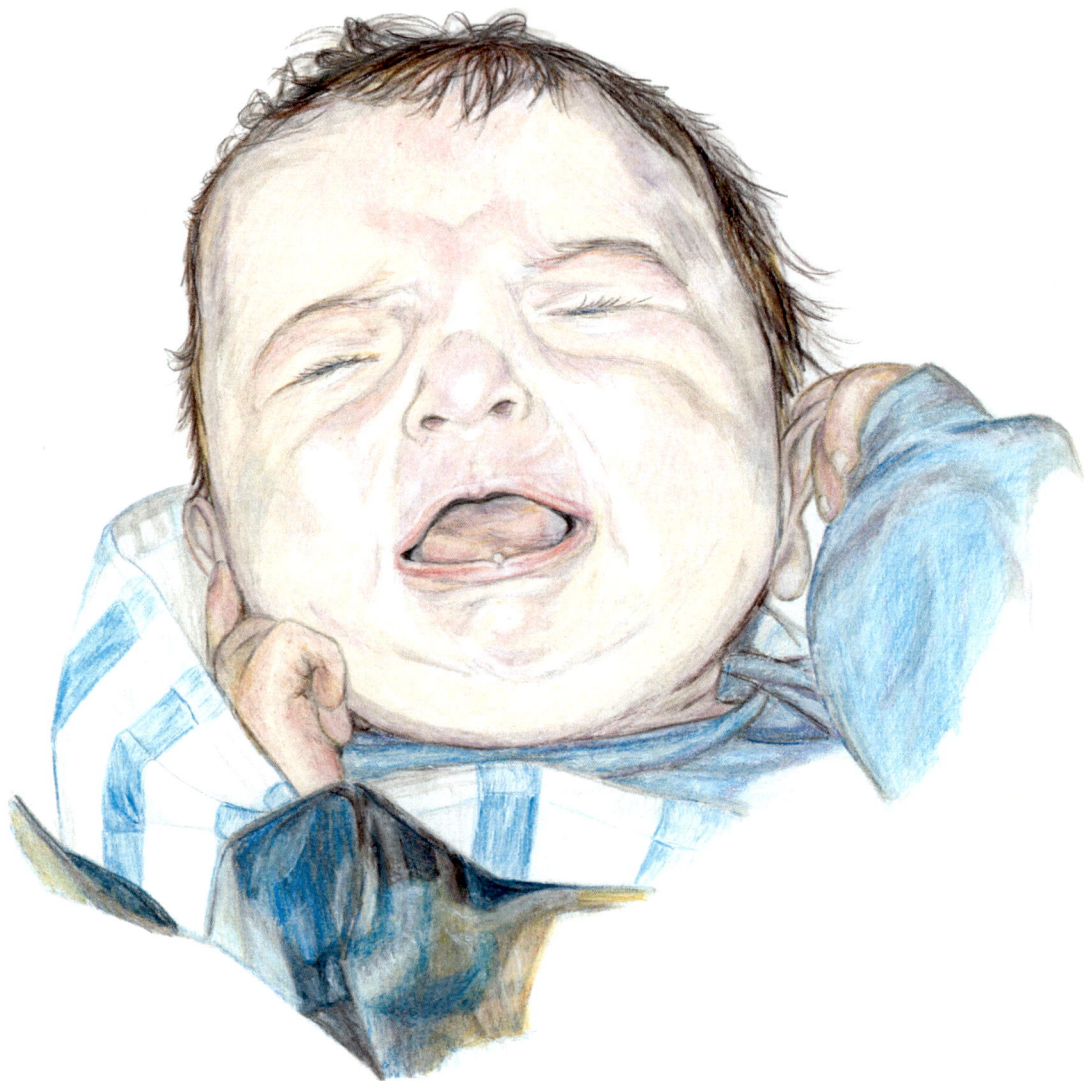

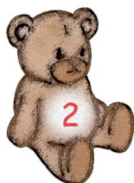

2. ¿Qué significa "halar la oreja"?

Los bebés que no pueden comunicar que tienen dolor a veces se les verá halar de las orejas como señal de dolor. Esta señal es a menudo un indicio de una infección de oídos. Puede estar acompañada de fiebre. Algunas infecciones de oídos requieren un antibiótico para curar la infección. Para esto se necesita una receta del pediatra. Llame al médico; puede que le aconseje que le dé a su bebé acetaminofén o ibuprofén para la fiebre y el dolor.

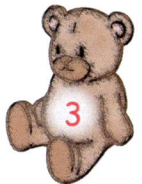

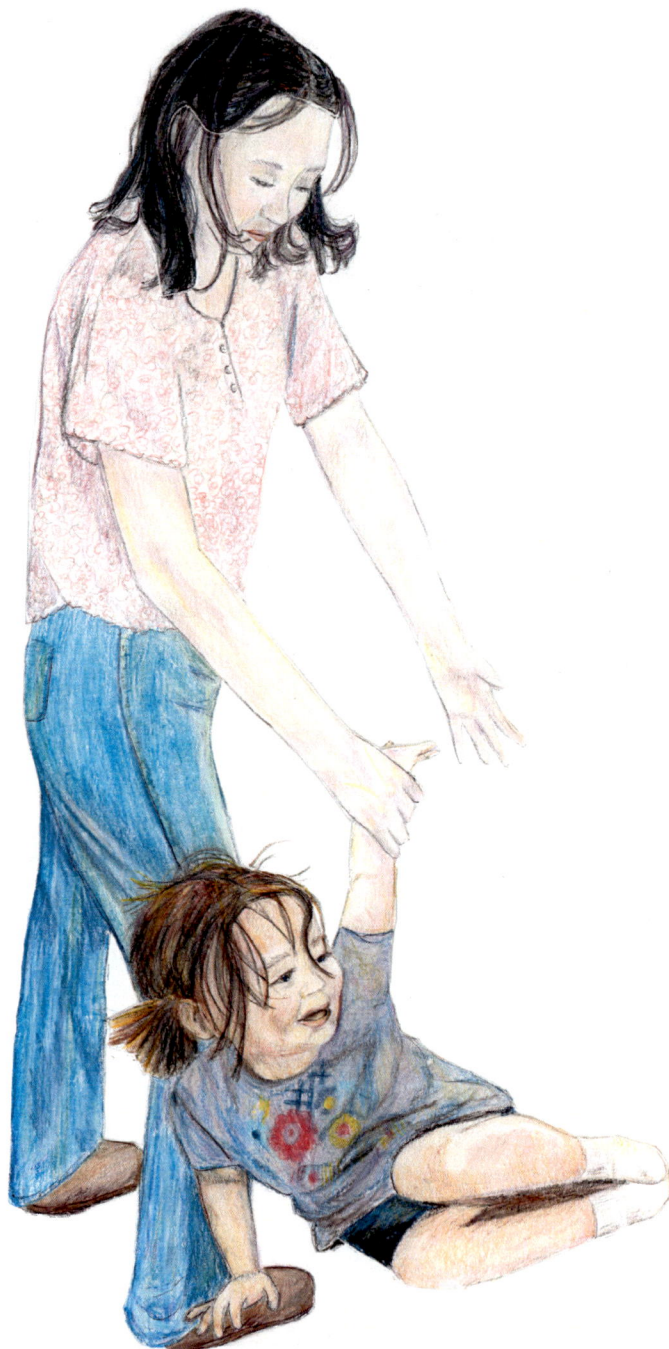

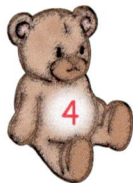

3. ¡Mi bebé llora y no usa su brazo!

Cuando los bebés empiezan a caminar, se caen - mucho. Generalmente, se caen sentados sobre los pañales y no se lastiman. A veces, los cazamos con una mano para impedir la caída . Cuando tiramos del brazo podemos "dislocarle" el codo, lo que significa que los huesos se salen de sitio. Esto se llama comúnmente "codo de niñera". La mayoría de las veces vuelve a su posición sin ayuda. Muchas veces, necesita la ayuda del pediatra o del médico de emergencias para colocarlo en su sitio. No es serio, pero le causará molestias al bebé hasta que se lo arreglen y por varias horas después. El dolor se puede aliviar con Tylenol o Motrin.

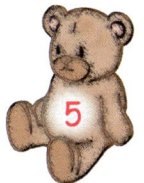

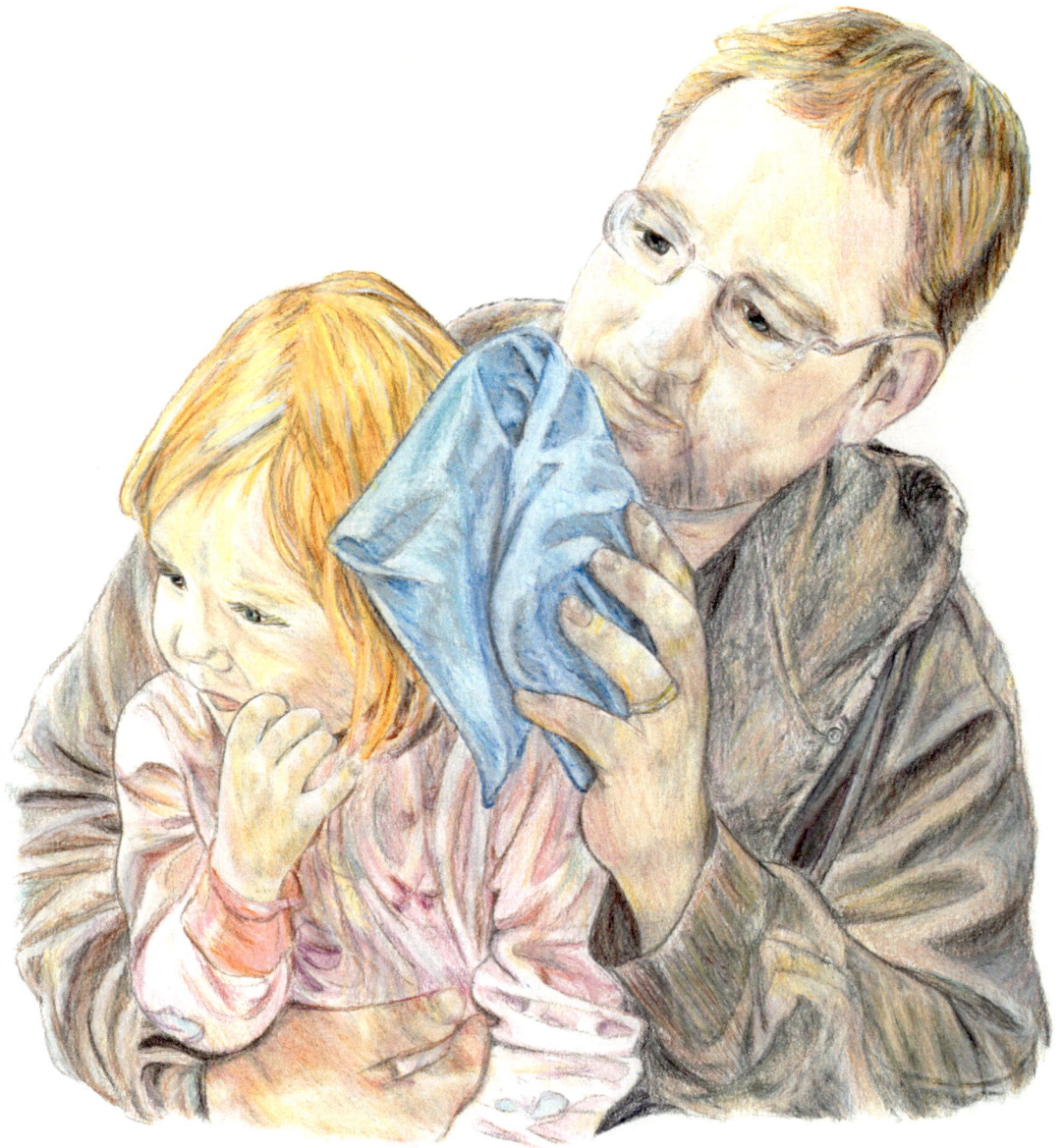

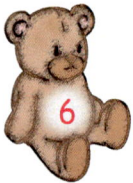

4. ¡Mi bebé se cayó y se golpeó la cabeza!

Los bebés se caen a menudo. Un golpe de cabeza puede ser grave, pero muchos golpes de cabeza solamente necesitan una compresa de hielo (o una bolsa de vegetales congelados) sobre el golpe o el moretón para parar la hinchazón y el dolor, y cariños y mimos por parte de los padres. La mayoría de los niños se "consuelan", es decir, paran de llorar y se reponen, con tratamiento mínimo. Un golpe en la cabeza es más serio si el bebé pierde el conocimiento ("se desmaya"), o si no para de llorar, o si se comporta de forma diferente. Un golpe grave en la cabeza puede causar una convulsión en el que el bebé se mueva o tiemble, los ojos se le vayan "hacia atrás", y puede vomitar. Si su bebé sufre un golpe en la cabeza con estos síntomas, llame a su pediatra para pedirle consejo. Quizás necesite llevar al bebé a la Sala de Emergencia.

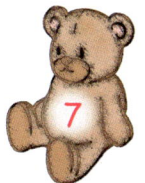

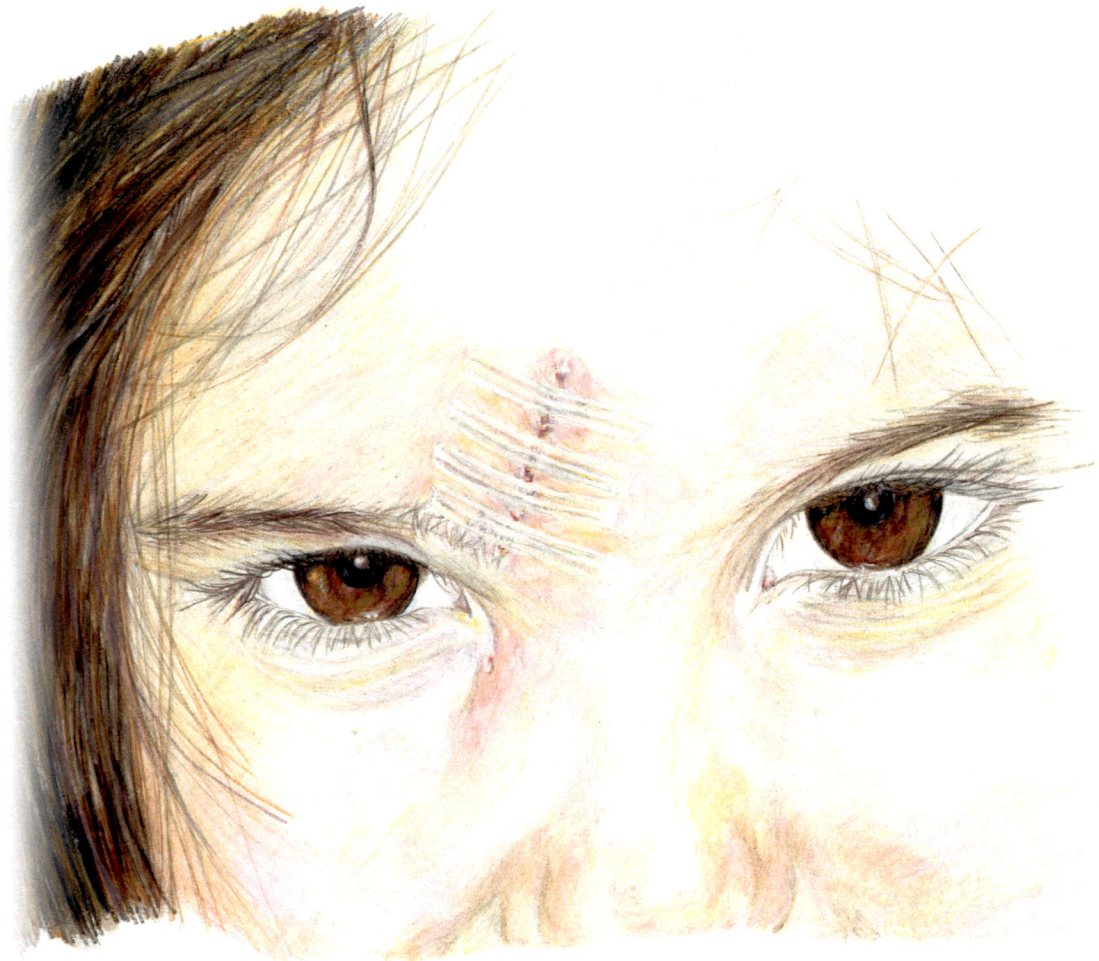

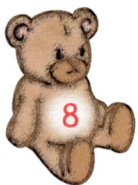

5. ¡Mi bebé sangra!

Hasta los cortes pequeños de la piel sangran mucho, especialmente en la cabeza. No se asuste. Cubra la herida con un paño limpio y aplique presión para que pare de sangrar. El hielo también puede ayudar a que deje de sangrar y a controlar la hinchazón. Una vez que pare de sangrar, puede mirar la herida para ver si necesita atención médica. Si continúa sangrando, lleve al bebé a la Sala de Emergencias donde pueden reparar la herida.

Recuerde: Bebés y niños copian las reacciones de los padres. Si se mantiene en calma, su hijo estará calmado también, y su visita a la Sala de Emergencia será más fácil.

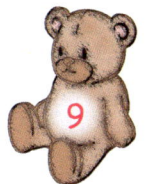

6. ¡A mi bebé le está dando una convulsión!

Convulsiones ocurren raramente en los bebés, pero pueden ocurrir cuando la fiebre sube rápidamente. La mayoría de las convulsiones de fiebre ocurren con temperaturas por encima de los 102° F. Si su bebé no tiene fiebre y tiene una convulsión, llame al médico inmediatamente para hallar otras causas posibles.

Las convulsiones relacionadas con la fiebre asustan mucho pero no son dañinas para el bebé y no causan problemas serios como daño al cerebro o desórdenes de aprendizaje.

Durante una convulsión, que puede durar de 1 a 3 minutos, un bebé a menudo pierde el conocimiento y tiembla. Sus ojos pueden voltearese hacia atrás y puede parar de respirar por unos segundos. También puede vomitar. Durante la convulsión, es importante proteger al bebé para que no se lastime.

Nota especial: Los médicos ya no recomiendan poner en la boca una paleta de lengua, un bloque para morder o cualquier objeto durante la convulsión.

Después de la convulsión, su bebé querrá dormir. Se les permite dormir a los bebés después de una convulsión, pero deben observarse

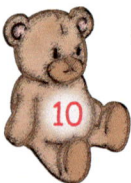

frecuentemente para ver si hay cambios de respiración o del color de la piel. La actividad del bebé debe volver a la normalidad una hora después de convulsión.

Llame a su pediatra inmediatamente para más instrucciones para tratar a su bebé, o **llame al 911** para pedir ayuda.

Las convulsiones pueden ocurrir por otras razones. La epilepsia es un desorden del sistema nervioso que causa convulsiones. Un golpe grave en la cabeza o una infección del cerebro pueden causar convulsiones. También pueden ser debido a un tumor cerebral. Estos son raros en niños pequeños, pero su médico puede aconsejarle mejor con respecto a una evaluación adicional.

Tomar una clase de Resucitación Cardio-Pulmonar (CPR) en su comunidad en los primeros años de la vida de su bebé, puede ayudarle a reaccionar con calma ante una emergencia. Llame a la Cruz Roja (Red Cross) local para saber cuando dan clases de resucitación cardo-pulmar (CPR).

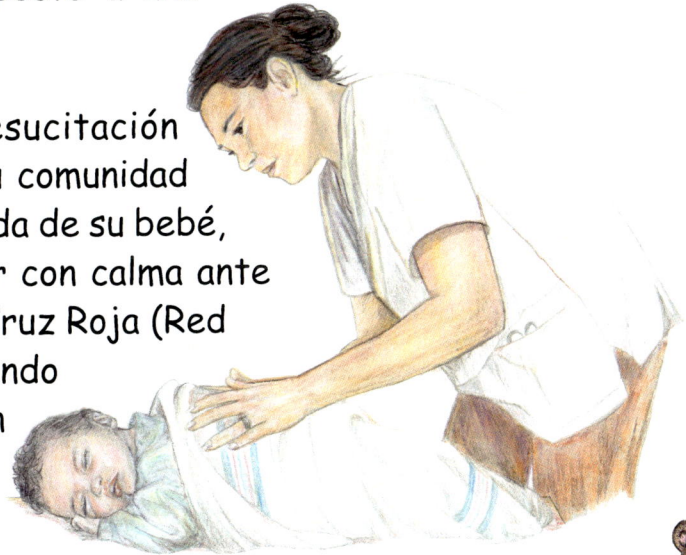

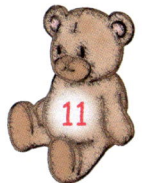

7. ¡Mi bebé tuvo diarrea todo el día!

Mientras su bebé se va desarollando, usted va a ver como es la escreta normal su bebé. También va a notar la frecuencia con que "hace caca" y cómo es. Cuando su bebé está enfermo, puede afectar a la escreta. A veces será diarrea, y otras veces, puede producir estreñimiento. Estreñimiento es cuando su bebé no ha hecho caca, cuando usted lo espera.

Diarrea es cuando su bebé hace caca mas frecuentemente y cuando la caca es suelta o aguada. La diarrea puede ser causada por un cambio en la dieta: demasiado jugo, demasiadas frutas o incluso leche. La diarrea por cambios de dieta no es preocupante. Este tipo de diarrea se corrige por sí misma.

La diarrea también puede ser causada por un virus o una infección bacterial. La diarrea es la manera cómo el cuerpo se deshace de los gérmenes.

El lavado de manos frecuente y a fondo es la mejor manera de prevenir las enfermedades virales o bacteriales. Asegúrese de usar jabón y enjuagarse las manos completamente.

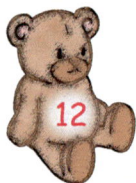

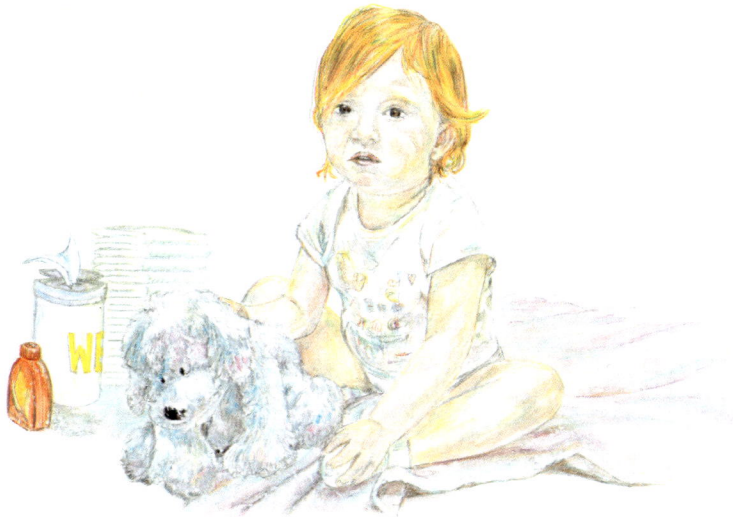

La constipación o estreñimiento es lo opuesto a la diarrea: heces o caca duras y difíciles de pasar, o la ausencia de pasar heces par varios días. La rutina de su bebé es la mejor guía.

El estreñimiento puede ser causado por no beber suficiente líquido, cambios de dieta, inactividad física, cambio en rutinas (por ejemplo, al viajar), o al no dejar de jugar para tomar el tiempo suficiente para ir al baño. El tratamiento en casa es generalmente suficiente para corregir el problema: líquidos, fruta y fibra (cereales, ciruelas, espinacas). Pregúntele a su médico sobre el uso de un laxante hasta que el niño vuelva a la normalidad en su rutina.

En raras ocasiones el estreñimiento puede ser señal de un problema de salud serio. Si le preocupan los síntomas, llame al pediatra para pedirle consejo o para una cita.

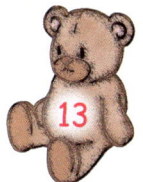

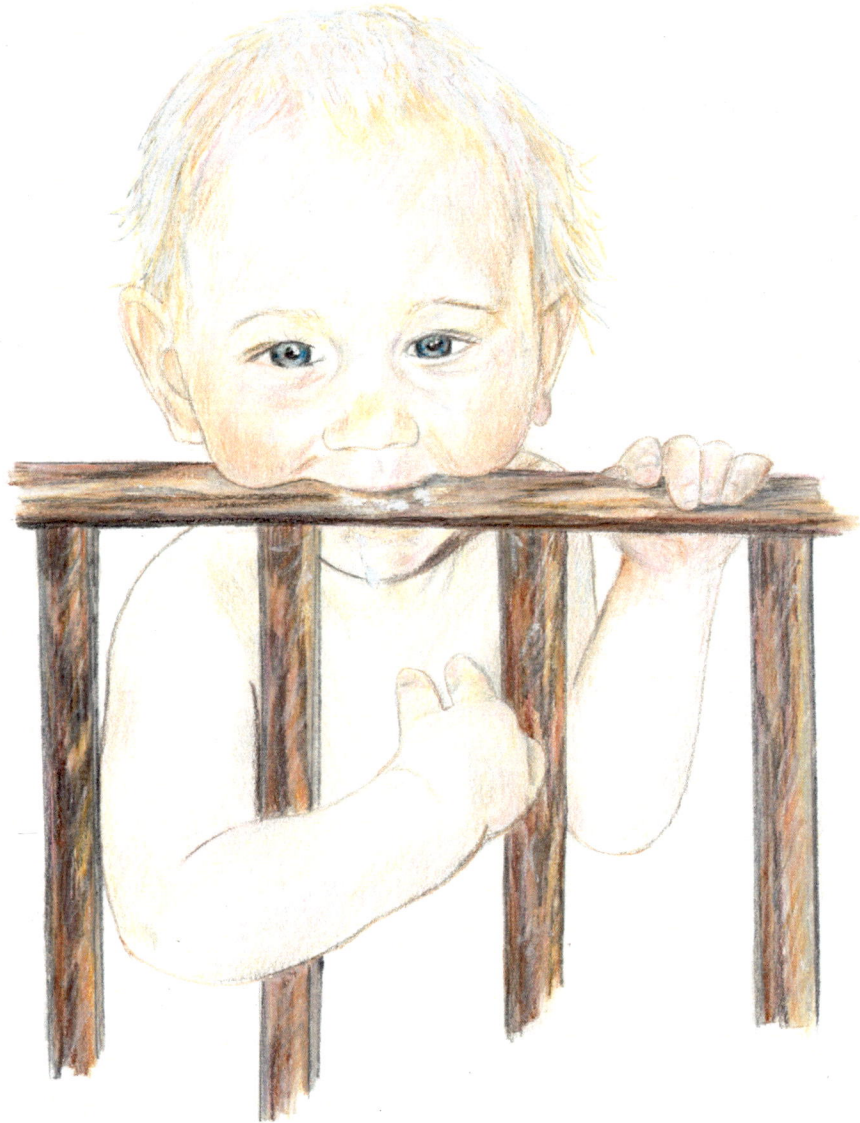

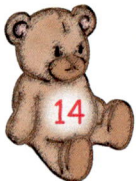

8. ¡Mi bebé está inquieto y babea mucho!

Si su bebé está inquieto o llora, y babea mucho, puede ser una señal de que le están saliendo dientes nuevos. Los primeros dientes del bebé generalmente salen entre los 6-8 meses. Los dientes continúan apareciendo en los próximos meses hasta que tienen el complemento total de 20 dientes . Los primeros en salir son los dos frontales inferiores. Luego saldrán los dos frontales superiores y los restantes irán saliendo hasta que las muelas de los seis años completen la primera serie de dientes.

Anillos congelados para morder pueden darle alivio al bebé. Cuando a los bebés les están saliendo los dientes, pueden ser medicados para el dolor con acetaminofén (Tylenol) o ibuprofén (Motrin, Advil) para calmar el dolor. También se les pueden frotar las encías con un gel oral (Orajel) para aliviar el dolor.

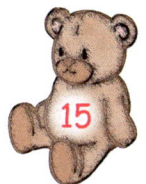

9. ¡Mi bebé tiene manchas por todo el cuerpo!

Un sarpullido puede ocurrir en la piel de su bebé por varias razones. Un sarpullido es generalmente un problema pequeño o parte de una enfermedad y desaparecerá por sí solo en pocos días. A veces puede ser causado por contactos exteriores como la hiedra venenosa, un cambio de jabón o de detergente, o contacto con mascotas.

Algunos viruses pueden causar en bebés y en niños pequeños un sarpullido en todo el cuerpo:

Varicela: Esta erupción aparece como ampollas pequeñas y es muy contagiosa hasta que las ampollas se secan.

Quinta Enfermedad (Eriterma infeccioso): Este sarpullido origina un color rojizo en las mejillas como si hubieran sido abofeteadas; también puede aparecer en el resto del cuerpo.

Roséola: Aparece unos 3 días después de una fiebre alta.

Miliaria: Puede aparecer si el bebé lleva demasiada ropa, o cuando el tiempo es caluroso.

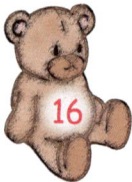

Irritación del pañal: Puede ser causada por la bacteria en la orina del bebé o por la escreta del bebé; por detergentes o por los los materiales de los pañales desechables.

Costra láctea: Es una costra aceitosa y amarillenta en la cabeza del bebé; no es parte de ninguna enfermedad y se trata fácilmente. Pregúntele al pediatra.

Si el sarpullido le da comezón al bebé, puede darle una dosis de difenhidramina (Benadryl) para parar la comezón. También lo puede meter en la bañera en un baño de avena (Aveeno). Para la irritación de pañal hay una serie de cremas calmantes en la sección de bebés del supermercado o en una tienda de descuentos. Le ayudarán a curar la irritación y a crear una barrera para prevenir que empeore.

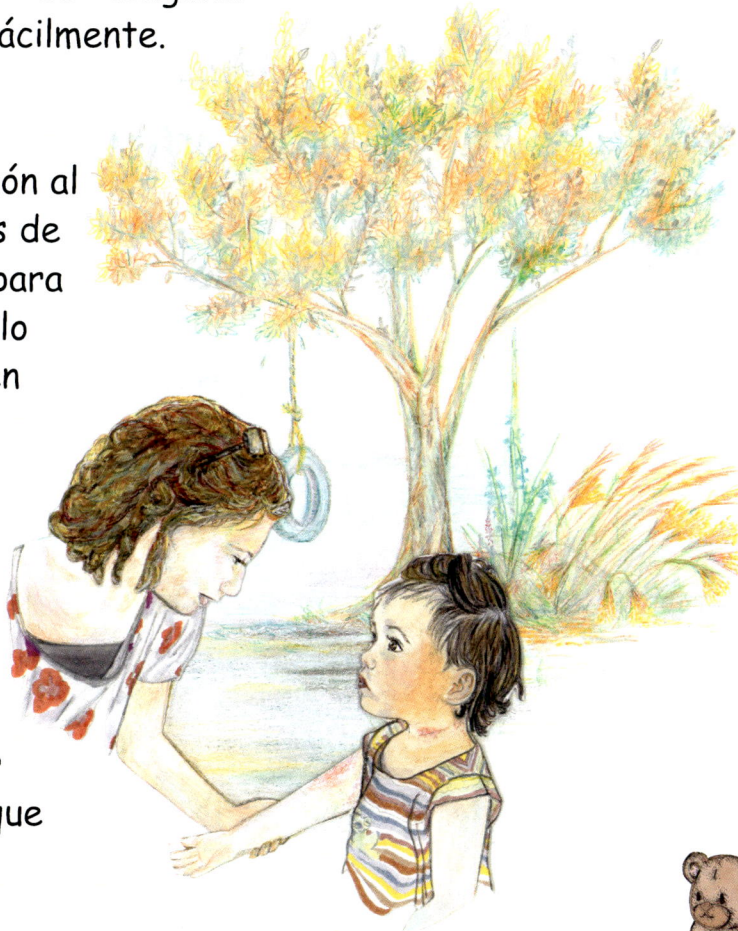

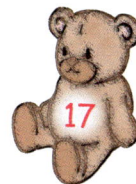

10. ¡No para de vomitar!

Los niños pueden vomitar por una variedad de razones; la mayoría de ellas no son serias. El tratamiento en casa generalmente calmará la aflicción del niño.

Vomitar no es lo mismo que escupir después de comer. El vómito es fuerte y repetido, y causa malestar. En niños pequeños es generalmente causado por un virus en el estómago, que también puede causar diarrea, fiebre y dolor de estómago. El vómito también puede ser causado por otras enfermedades como faringitis o infecciones de orina.

Con un niño pequeño es importante asegurarse de que no ha tragado pastillas o productos de limpieza venenosos. Mire los envases/recipientes que pudo abrir. Para esto, llame al Poison Control (Control de Veneno) o al 911 para pedir ayuda. Para evitar este peligro, mantenga los medicamentos fuera del alcance de los niños.

Con los vómitos producidos por las enfermedades, su bebé necesitará reponer los líquidos una vez que su estómago se calme. El jugo de manzana diluido o los productos preparados (Pedialyte) ayudarán a prevenir la deshidratación. Aunque parezca que su bebé "no puede retener nada", los bebés generalmente retienen 1/3 de la comida o de los líquidos que consumieron antes de vomitar.

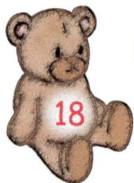

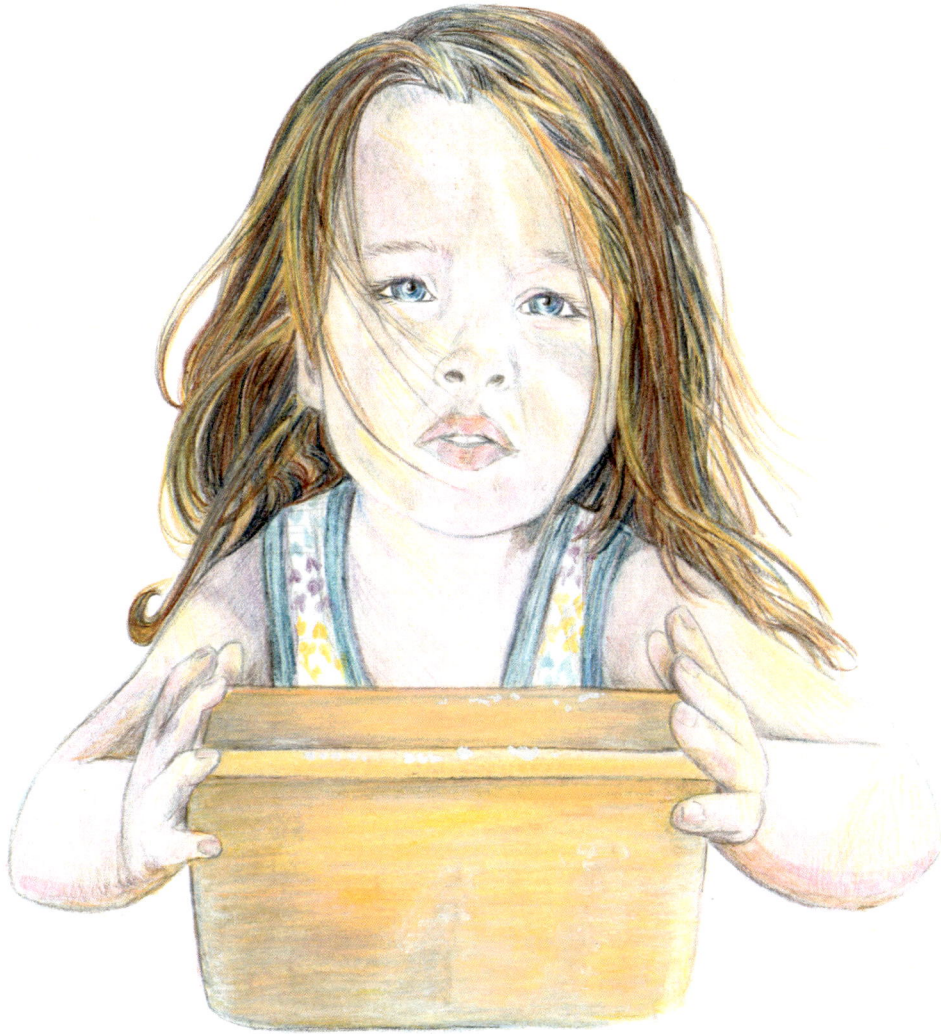

Esté al tanto del número de veces que el bebé vomita y del color y contenido del vómito para decírselo al pediatra si todavía le preocupa y decide llamar para pedir consejo.

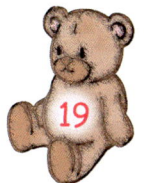

11. ¡Socorro! ¡Mi bebé se está ahogando!

Los bebés ponen toda clase de cosas a la boca. Si ponen objetos pequeños, pueden ahogarse con ellos. Si el bebé puede toser o hacer sonidos normales, puede ser capaz de toserlo hacia fuera. Si tiene dificultad para respirar, LLAME AL 911. Luego, ayude a su bebé:

* Voltéelo boca abajo en su antebrazo, sopórtele la cabeza con la mano.

* Con la palma de la otra mano, dele 5 golpes en la espalda entre los omóplatos.

* Si el objeto no sale, voltéelo, manteniendo su cabeza más baja que el cuerpo.

* Con 2 dedos al final de su esternón, haga 5 presiones rápidas.

* Continúe dándole golpes en la espalda y presiones en el pecho hasta que el objeto salga.

Ábrale la boca y busque el objeto. Si lo ve, sáquelo. Si no lo ve, no lo busque con un dedo; puede empujarlo más. Continúe dándole golpes en la espalda o presiones en el pecho hasta que el bebé respire o hasta que llegue la ambulancia.

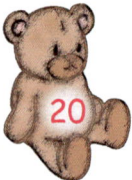

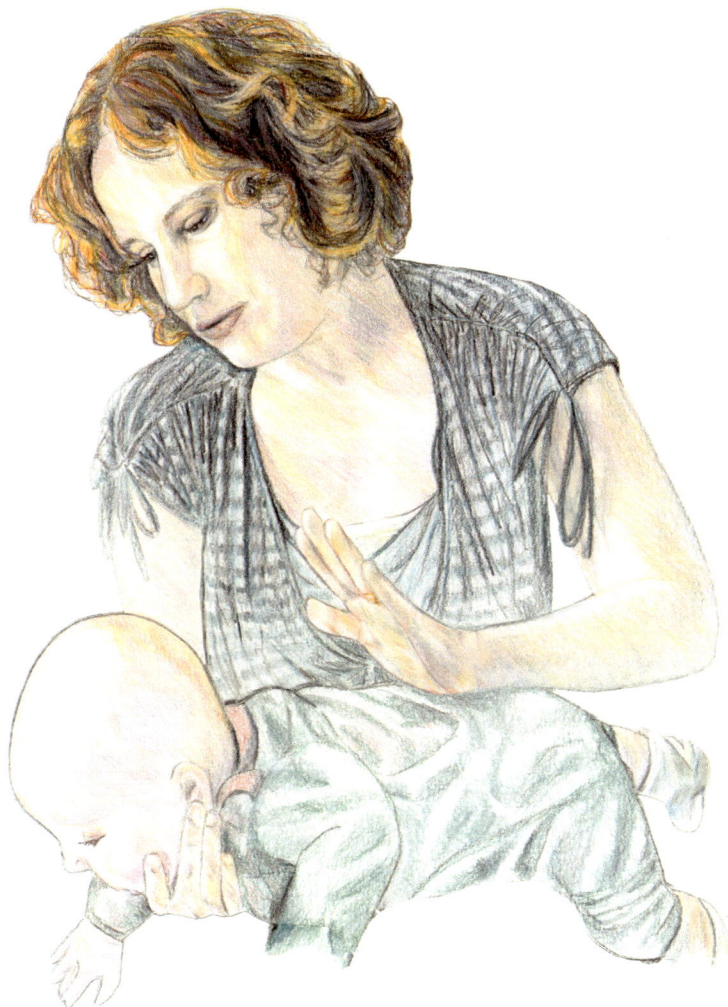

Si todavía no sabe Resucitación Cardio-Pulmonar (CPR), llame a la Cruz Roja Americana (American Red Cross) para preguntar por las clases en su área. Quizás nunca necesite saber CPR, pero estará más preparado para ayudar a su hijo en caso de una emergencia si aprende CPR ahora.

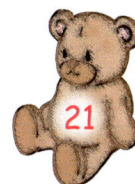

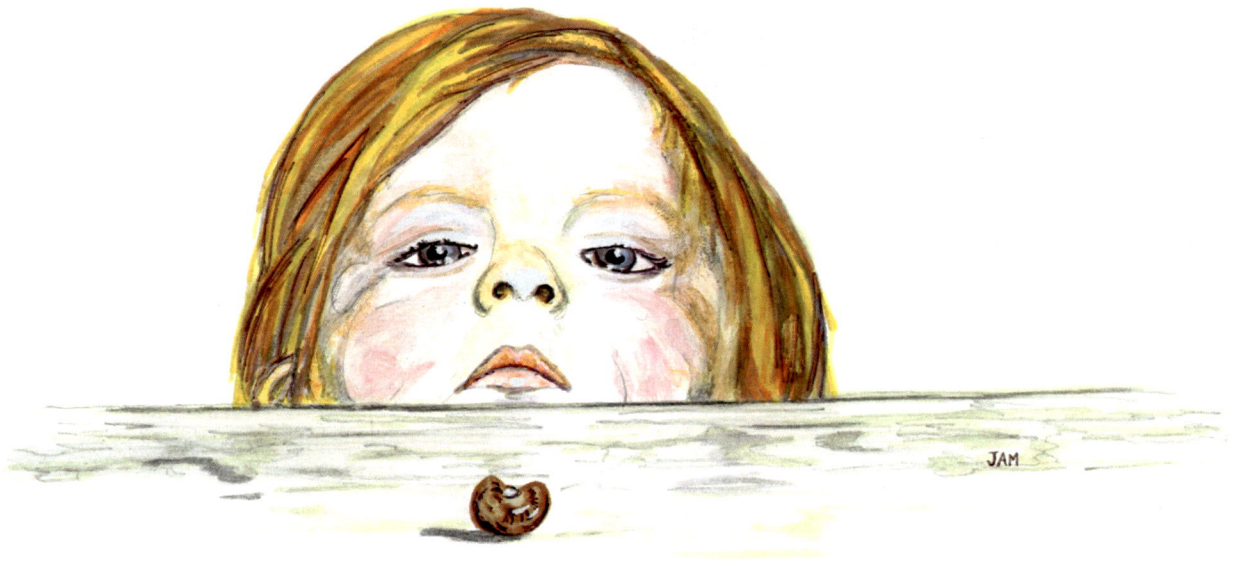
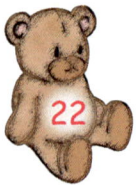

12. ¡Hay un frijol en su nariz!

Por alguna razón, cuando los niños descubren la nariz y las orejas, piensan que son buenos lugares para almacenar trozos de alimentos o juguetes pequeños.

Si su hijo empujara un frijol o una cuenta de un collar u otro objeto en la nariz, mire si todavía es visible. Tal vez pueda alcanzarlo y sacarlo con pinzas. Si el niño sabe sonarse, cierre el otro orificio nasal e intente que lo eche al sonarse. Si no puede sacarlo, llame al pediatra, puede ser que tenga que hacer un viaje a Emergencia.

Con un objeto pequeño en un oído, es possible que usted pueda sacarlo. Con una jeringa de pera para succión y agua templada, échele agua en el oído varias veces, usando fuerza moderada, para que la cuenta "salte". Si no se mueve, llame al pediatra; esto también puede implicar un viaje a Emergencia.

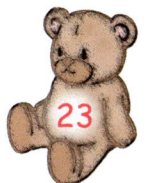

Señales y síntomas generales

Si su bebé está enfermo, hay que fijarse en los síntomas, de arriba abajo:

1. **La fontanela**, o la "parte suave" de la cabeza: esta parte en el cráneo permanece abierta el primer año. Generalmente está al mismo nivel que el resto de los huesos del cráneo. Si está hundida, es señal que su bebé no está bebiendo suficiente - leche materna, agua, jugo, fórmula.

2. **Ojos**: si su bebé está bien hidratado, cuando llore, producirá lágrimas. Si no, su bebé puede estar "seco".

3. **Nariz:** si su bebé está congestionado, trate de limpiarle la nariz con una jeringa de pera para reducir la mucosidad. Usar un humidificador en la habitación del bebé puede ayudar a despejar los pasajes respiratorios para que respire mejor.

4. **Boca:** la boca debe estar húmeda y el bebé debe beber cantidades regulares de líquidos.

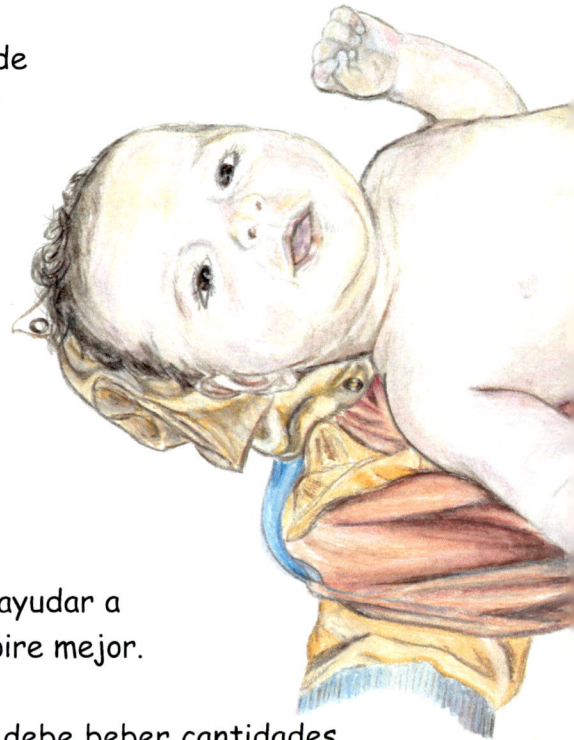

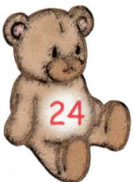

5. Pecho: la respiración debe ser regular. Respiración problemática puede notarse si la parte justo debajo del esternón se retrae cuando respira ("retracciones"). Si su bebé tiene una tos fuerte que suena a "ladridos de foca", puede tener "crup". Llame al médico para pedirle consejo.

6. Abdomen: la barriga del bebé debe ser suave; la dureza puede indicar estreñimiento. (La dureza cuando llora muestra solamente las contracciones del músculo).

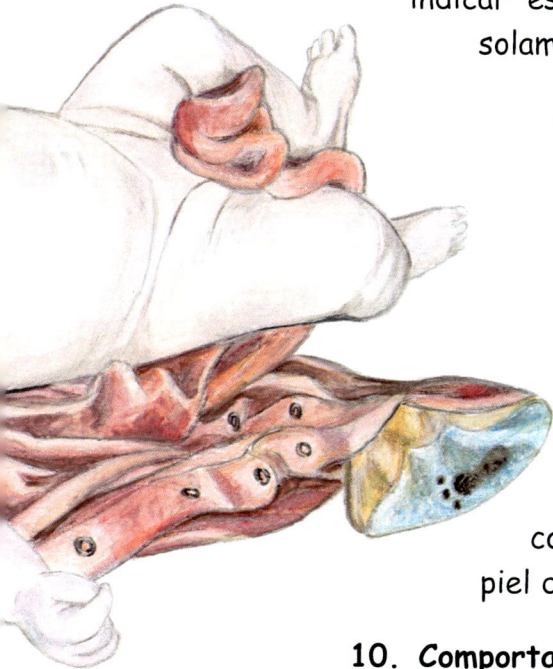

7. Orina: el bebé debe mojar los pañales varias veces durante el día y la noche. Menos orina puede significar deshidratación.

8. Heces: el bebé debe evacuar de manera regular, lo que sea "normal" para su bebé. Los cambios deben ser comunicados al médico del bebé.

9. Piel: la piel debe ser de color consistente, con membranas mucosas rosadas (en la boca); la piel debe ser seca y templada.

10. Comportamiento: su bebé debe actuar como acostumbra. Si llora demasiado, o duerme demasiado o no duerme nada; si no come ni bebe como siempre; si su bebé se siente muy caliente o tiene escalofríos; si su bebé tiene síntomas que no son normales en su comportamiento y salud, llame a su pediatra para pedirle consejo.

El pediatra le preguntará sobre estos síntomas. Saber las respuestas le ayudarán a él a aconsejarle un tratamiento para el bebé.

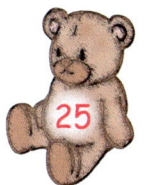

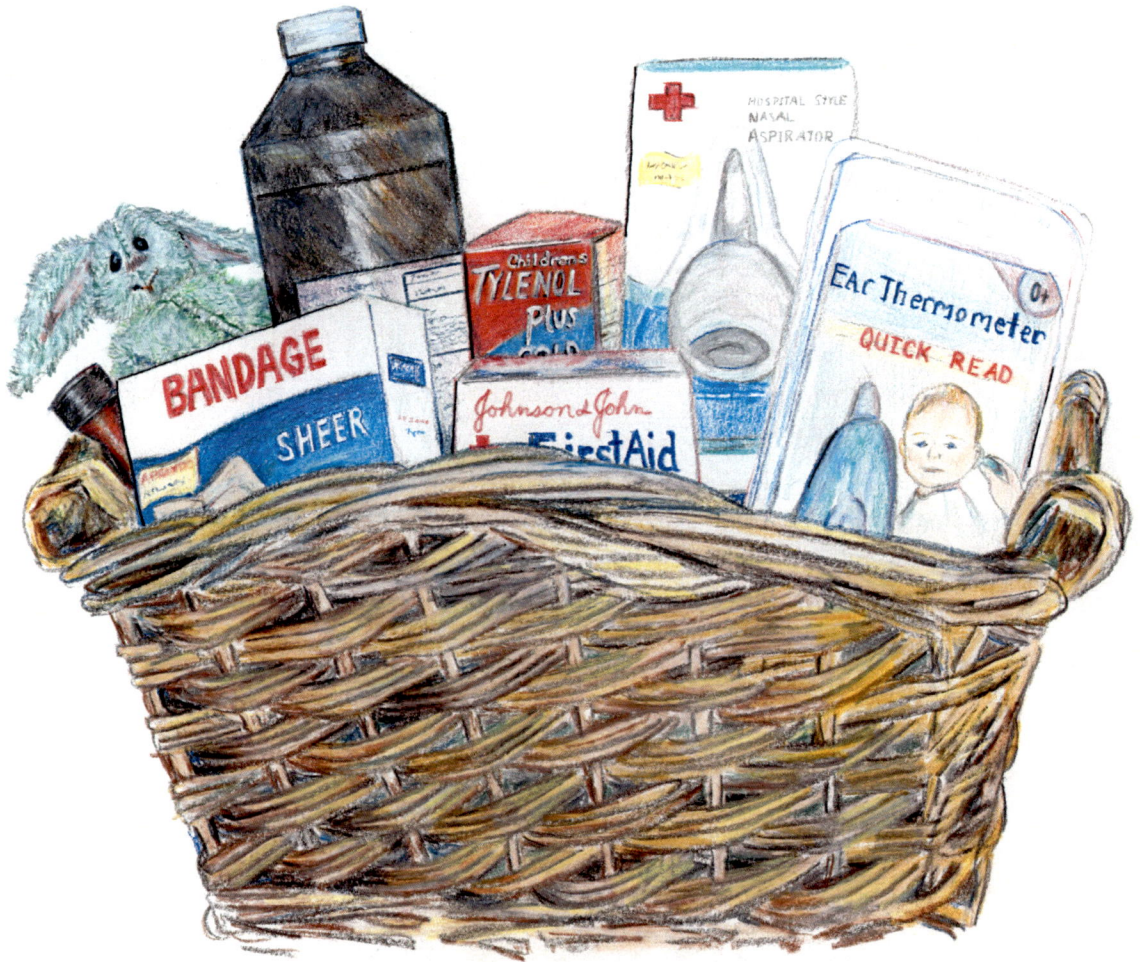

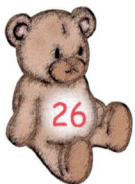
26

Botiquín de primeros auxilios

Lo siguiente es una lista de cosas que usted debe tener a mano para tratar a su bebé o niño pequeño en crisis de salud:

Tylenol para niños (para fiebre o dolor)

Motrin para niños (para fiebre, dolor o hinchazones)

Benadryl líquido (para reacciones alérgicas o picores)

Cuchara para medir medicamentos o gotero (para dosis correctas)

Termómetro (para tomar la temperatura)

Linterna pequeña (para mirar en los oídos, la nariz o la garganta)

Jeringa de pera (para limpiar la nariz en los catarros)

Betadine y Peróxido (para limpiar rasguños y cortes)

Crema antibiótica (como Neosporin—para heridas)

Tiritas, gasa, cinta adhesiva (para heridas pequeñas)

Compresas de hielo (para golpes y moretones)

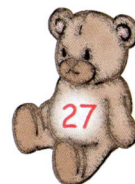

NOTAS:

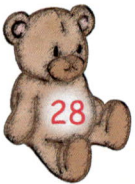

Inmunizaciones- Vacunas

Algunas enfermedades serias con consecuencias peligrosas a largo plazo pueden ser evitadas con inmunizaciones regulares durante la niñez. Abajo aparece una tabla de las inmunizaciones que su hijo/a debe recibir y a la edad que el pediatra debe ponerle las vacunas.

HepB = hepatitis B
Rota = rotavirus
DtaP= difteria, tétano, tos ferina
Hib= haemophilus influenzae tipo B
IPV= poliovirus inactivado

Flu= gripe
MMR= sarampión, paperas, rubeola
Var= varicela
PCV/PPV= pnumococo
HepA= hepatitis A
MPSV4/MCV4 = meningitis

Nacimiento	1 mes	2 meses	4 meses	6 meses	12 meses	15 meses	18 meses	19-23 meses	2-3 años	4-6 años
HepB	HepB			HepB						
		Rota	Rota	Rota						
		DtaP	DtaP	DtaP		DtaP				DtaP
		Hib	Hib		Hib					
		IPV	IPV	IPV						IPV
					MMR					MMR
					Var					Var
				Flu	Anual- mente					
		PCV	PCV	PCV	PCV				PCV	
										HepA
										MPSV4

Compilada con la información del Centro de Control y Prevención de Enfermedades de U. S. y del Excellus BCBS.

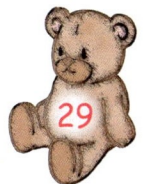

NOTES:

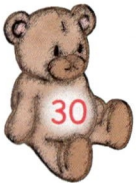

DOSIS DE MEDICAMENTOS

Desde la salida de los dientes hasta la fiebre o el dolor de los golpes y rasguños, hay muchas ocasiones en las que decidirá medicar a su niño. Abajo encontrará la tabla de las dosis para acetaminofén (Tylenol), ibuprofen (Motrin, Advil) y difenhdramina (Benadryl). Para otros medicamentos, siga las instrucciones de las etiquetas o llame al pediatra para pedirle consejo.

Ibuprofén (Motrin, Advil) Medique cada 6 horas

Peso/ libras	Edad	Infante Fiebre menos de 102.5	Gotas Fiebre más de 102.5	Jarabe Fiebre menos de 102.5	Fiebre más de 102.5	Tabletas Junior
13-17	6-11 meses	.625 ml	1.25 ml	1/4 cdta	1/2 cdta	XXXX
18-23	12-23 meses	1.25 ml	2.5 ml	1/2 cdta	1 cdta	XXXX
24-35	2-3 años	2.5 ml	2.4 ml	1 cdta	1 cdta	XXXX
36-47	4-5 años	XXXX	XXXX	1 1/2 cdta	1 1/2 cdta	XXXX
48-59	6-8 años	XXXX	XXXX	2 cdta	2 cdta	2 tabletas
60-71	9-10 años	XXXX	XXXX	2 1/2 cdta	2 1/2 cdta	2 tabletas
72-95	11 años	XXXX	XXXX	3 cdta	3 cdta	3 tabletas

* XXXX = no recomendado   Compilado con información de Motrin.com

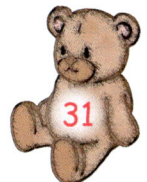

Acetaminofén (Tylenol) Medique cada 4 horas

Peso/ Edad	Gotas de infantes	Líquidos de niños	"Meltaway" para niños	"Meltaway" para juniors
6-12 lbs 0-3 meses	0.4 ml	XXXX	XXXX	XXXX
12-17 lbs 6-11 meses	0.8 ml	XXXX	XXXX	XXXX
18-23 lbs 12-23 meses	1.2 ml	XXXX	XXXX	XXXX
24-35 lbs 2-3 años	1.6 ml (0.8 + 0.8)	1 cdta o 5 ml	2 tabletas	1 tableta
36-47 lbs 4- 5 años	XXXX	1 1/2 cdta o 7.5 ml	3 tabletas	XXXX
48-59 lbs 6- 8 años	XXXX	2 cdta o 10 ml	4 tabletas	2 tabletas
60-71 lbs 9- 10 años	XXXX	2 1/2 cdta o 12.5 ml	5 tabletas	2 1/2 tabletas
72-95 lbs 11 años	XXXX	3 cdta o 15 ml	6 tabletas	3 tabletas
96 + lbs 12 años	XXXX	XXXX	XXXX	4 tabletas

* XXXX = no recomendado   Compilado con información de Tylenol.com

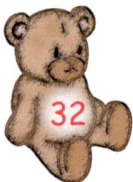

Difenhidramina (Benadryl) Medique cada 4-6 horas

Libras	Edad	Dosis
Menos de 24 libras	Menos de 2 años	Llame al médico
24- 47 lbs.	2-5 años	6.25 mg/1/2 cdta
48-95 lbs.	6-11 años	12.5-25 mg/1-2 cdta
Más de 95 libras	12 y menos	25-50 mg/2-4 cdta

Compilado con información de benadryl.com

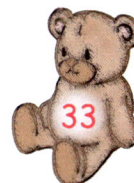

33

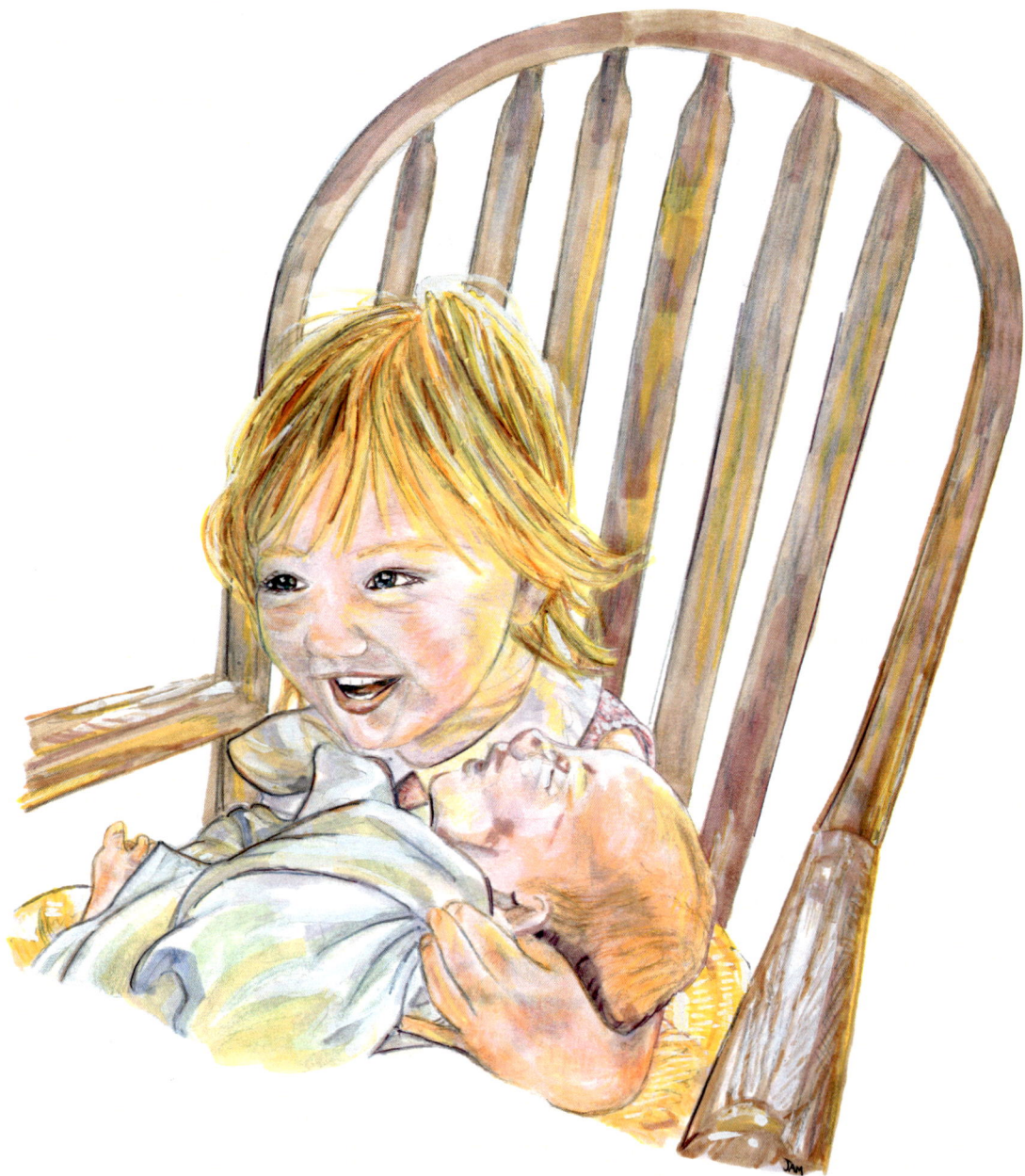
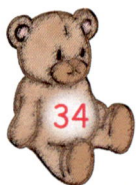

¡Los bebés son un tesoro! Nos pueden traer mucha alegría y, a veces, causan preocupación. Mantenga esta referencia útil a mano; le puede ayudar con problemas comunes de la salud de la infancia y de seguridad. Recuerde: Si no está conforme con la condición de su hijo durante una enfermedad o accidente, llame a su pediatra para pedirle consejo. Él es el que mejor conoce al bebé. Escriba su número aquí para tener una referencia rápida:

Dr. _____ Teléfono _____

Control de Veneno _____

Sobre todo, ¡disfrute de su bebé! Los bebés aprenden rápidamente con la interacción con sus padres y otras personas que los cuidan. Preséntoles libros y juguetes coloridos para estimular el aprendizaje. Salga a caminar y descubra la naturaleza con su bebé - pájaros y árboles, flores e insectos. Cada "aventura" es una oportunidad para conectarse con su bebé y desarrollar un vínculo entre padres e hijo para toda la vida.

¡Disfruten ser padres!

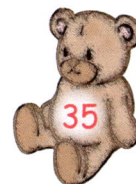

35

NOTAS:

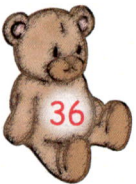